LES
COROLLAIRES D'UN PRINCIPE

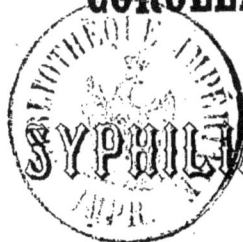

OU

SYPHILIS ET PROSTITUTION

~~~~

ÉTUDE DE PHILOSOPHIE SOCIALE ET D'HYGIÈNE,

Par M. le docteur MARTIN (de Tonneins).

~~~~

A M. le docteur Henri Weyers,

à Altkirch (Haut-Rhin.)

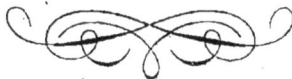

AGEN.

Imprimerie J. Pasquier, rue Caillou, 2.

1863.

LES
COROLLAIRES D'UN PRINCIPE

OU

SYPHILIS ET PROSTITUTION

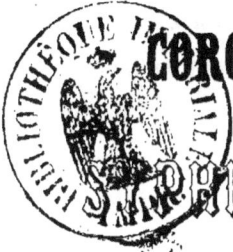

ÉTUDE DE PHILOSOPHIE SOCIALE ET D'HYGIÈNE,

Par M. le docteur MARTIN (de Tonneins).

A M. le docteur Henri Weyers,

à Altkirch (Haut-Rhin.)

Je conserve la religion des souvenirs et je professe le culte
des honnêtes gens, mon ami. Tu dois bien me connaître, nous
avons vécu assez longtemps ensemble. Nos promenades aux
bords du vieux Rhin ne sont pas encore logées dans un lobe
introuvable de ton cerveau. Elles étaient, du reste, la plupart
du temps fondées sur de trop sérieux motifs pour que l'amour
d'un entretien que nous tâchions, l'un et l'autre, de rendre
agréable ne soit pas venu quelquefois te surprendre en tes rê-
ves du passé. Il est vrai qu'alors nous n'en parlions pas beau-
coup; nous étions trop jeunes et ne pouvions vivre que d'es-
pérance.

Tu te rappelles la maxime de Montaigne:

Et cependant après que tu m'eus demandé, un certain soir,

ce que je pensais de Rousseau, je crois, ou de tel grand esprit qui brilla sur son siècle, nous reprîmes nos études favori-
tes. Nous renouâmes, comme dit Mme de Staël, le fil interrompu
de la conversation et brisâmes des lances sur le terrain d'une
brûlante question. Nous causions, ce soir-là, des corollaires
d'un principe, et, par application, de la Syphilis et de la Prostitution.

Au point de vue médico-social, tu sais que c'est un sujet
aussi délicat et difficile à traiter qu'il est vaste dans sa com-
préhension. Dans un Opuscule que je t'ai envoyé récemment,
à propos du problème à résoudre, tu as dû voir combien à
chaque pas je craignais de m'embarrasser dans les ronces du
chemin. Cependant, du moment que je croyais, il fallait bien,
moi aussi, que je parlasse, car il n'y a que les convictions
faibles qui aient besoin de se cacher les obstacles dont elles ont
à triompher.

Je ne suis pas comptenteur du passé, tu le sais; tu n'igno-
res pas tout le respect que je porte à l'antiquité; mais, par
contre, je ne recule devant aucune idée moderne et, sans vou-
loir entrer de force une torche à la main dans quelque temple
d'Éphèse, je ne ferai pas à l'ignorance et à l'absolutisme l'honneur inespéré de me voir jamais érigé en Érostrate de la raison humaine. C'est d'un de ces reflets d'en haut que je veux
donc m'éclairer aujourd'hui. La perfidie, la médisance firent
assassiner Pergolèse, parce qu'il avait composé son admirable
Stabat, et moi, qui les accable d'un mépris de glace.

Fier de mon noble but, que l'œuvre plaise ou non, j'entre
dans le sujet dont j'ai tracé le nom.

Peu amoureux des réticences, des ambages, des paroles
prononcées lâchement *à tergo,* je préfère la franche allure du

poète de Bilbilis : Je dirai, écrit-il dans un épigramme, tout ce qui me passera par la bouche :

« Quidquid obvium venerit, loquamur. »

Et ce même soir germèrent des idées que j'ai mûries depuis.

Quand j'aurai l'honneur, pensai-je, d'être revêtu de la robe doctorale et de posséder quelque influence, je croirais manquer à mon devoir et mentir à ma conscience si, dans l'impossibilité où je serais d'agir directement, je ne signalais pas à qui de droit les mesures à prendre dans l'intérêt de l'hygiène privée et publique. Je ne supposais pas alors que je devais employer ma faible plume à défendre une cause que je crois la vraie, c'est-à-dire indiscutable.

Du reste, lorsqu'il s'agit d'intérêts autres que les miens à soutenir, cette même plume je l'ai sans cesse trempée dans le sang de mon cœur. C'est la désattention de l'argent (suivant l'expression de Mme de Sévigné). Je serai toujours incorrigible sous ce rapport.

Il faut le reconnaître, la prostistution est une plaie hideuse. Toutes les poudres de charbon et de quinquina morales, toutes les chlorures du plus dévoué, du plus désintéressé, du plus pur des prosélytismes que tu pourrais rêver, ne parviendront jamais à rendre louable le pus qui s'en échappe. Et, cependant, que n'a-t-on pas fait pour la cicatriser ! C'est une résorption dont la terminaison est funeste.

Mais d'abord existe-t-elle ? Hélas ! il n'est que trop vrai. Elle a pour son autonomie la sanction, l'imposante autorité de la froide et impartiale histoire. Je te le prouverai tout-à-l'heure.

Un livre sur la femme ne sera jamais un livre absolument

complet. J'ai lu et analysé sérieusement, à peu près, tout ce qui a été écrit sur cette question, depuis Fénelon jusqu'à Mme de Gasparin, et je ne me trouve pas plus avancé. C'est qu'il y a dans ce ventricule gauche moral ou dans je ne sais quel hémisphère cérébral innominé un mystère dont Dieu seul a le secret, dont l'homme conséquemment ne peut pas posséder une notion adéquate. Je sais, je sais même très-bien, qu'on peut s'approcher de la vérité, mais quelquefois plus on croit l'atteindre, plus on s'en éloigne. C'est un mirage infiniment moins mathématique que celui que décrivit Monge, crois le bien........ « Un jour ou » dix ans, voilà ce qu'il faut pour connaître les hommes, les » intermédiaires sont toujours trompeurs », a dit un auteur célèbre, et pour savoir la femme, aurait-il dû ajouter, l'esprit se perdra depuis Ève jusqu'à la dernière de ses filles.

Il résulte de ce phénomène incompris un mode particulier de séduction, et puis si tu considères les défauts, les vices d'éducation, les mauvais exemples, l'entraînement inquiet vers cet inconnu qui parfois ne se dévoile que sur le tard de la vie, le vague des passions, la fortune trop grande ou la misère trop froide, les mariages déclassés ou intempestivement déplacés, en un mot tout ce qui tourmente l'animation physique et morale, tu auras la clé de la force d'une infraction aux lois du devoir. Il est triste de l'avouer, mais c'est la dure nécessité, comme s'exprime Sophocle.

Et puis, la philosophie de l'histoire et l'étude du cœur humain ne t'apprennent-elles pas qu'il prend quelquefois à la société comme un sentiment de dégoût d'elle-même, cette espèce particulière de lassitude que Tacite signalait déjà au temps de Domitien? D'où cela vient-il en définitive? Sans invoquer ici l'économie politique et sociale, les revirements, les changements qui ébranlent le monde dans leur action prévue ou occulte, ne penses-tu pas que le sort, oui le sort de la femme ne soit pour rien dans cet affaissement ou dans cette activité fiévreuse? Il faudrait nier l'évidence et soutenir une proposition absurde. Tant que la femme n'aura pas pour elle la certitude absolue du foyer et de la famille, ce programme de vie bien senti et bien compris, sa vertu ne sera jamais qu'un mensonge et qu'un sable mouvant. Que penser, en effet, de la valeur de ces *wagoneuses*, qu'on ne rencontre que dans les trains et qui ne se doutent pas seulement qu'elles possèdent une maison qu'elles devraient moins souvent abandonner?

C'est précisément parce qu'il n'en a pas été ainsi dans la société païenne, c'est parce qu'il n'en est pas complètement ainsi dans le monde moderne, que la prostitution est une chose fatale..... « Il faut qu'il arrive du scandale », a dit le Christ. Mais l'histoire nous apprend aussi combien la sévérité du christianisme a purifié les scories de l'antiquité, et nous pouvons aujourd'hui sonder aisément la profondeur de l'abîme qui sépare la piété paisible de Madeleine repentante, de la frivolité d'Aspasie ou de l'âpreté sauvage de Salammbô.

Tout bien considéré, je ne déifie pas la femme, et sans la faire toujours malade, à l'instar de M. Michelet qui, par parenthèse, reste jeune en devenant vieux, et toujours harmonieusement belle avec M. Legouvé, je ne dirai pas, ainsi qu'on l'a prétendu, qu'elle est un être dissimulé, lâche et menteur, mais je maintiens que sa force est le résultat de notre faiblesse.

La puissance d'un côté est souvent le résultat de l'impuissance de l'autre, et tu comprends combien il est difficile de maintenir l'équilibre des forces. Somme toute, il me paraît qu'il n'y a entre l'homme et la femme ni supériorité ni infériorité, mais simplement différence. C'est précisément cette différence, cette grande différence qu'établissent la diversité des tempéraments, des éducations, des caractères, des positions, des préjugés et tout ce que ton imagination pourra créer, qui doit entrer en sérieuse ligne de compte dans la question dont il faut bien examiner les termes. Que de femmes vivent mortes, traînent une existence misérable, s'établissent presque naïvement, dirait-on, entre deux mensonges, prennent un mari pour le tromper et un autre personnage pour le partager, élèvent leurs enfants dans une religion dont elles doutent et prêchent faussement la pratique de devoirs qu'elles sont les première à trahir! Que veux-tu? mon ami, le monde est rempli d'inconséquences; du moment que nous vivons dans son milieu, il faut les subir.

Du reste, il y a toujours dans la plus excellente des affections comme un sentiment d'égoïsme. Si l'amour repose au fond des âmes pures comme la goutte de rosée dans le calice des fleurs, on est souvent tenté, malgré soi, de songer à ce ver dont parle La Rochefoucault, lequel ronge le plus beau des fruits.

Plusieurs de nos moralistes, M. J. Simon, par exemple, préconisent le mariage comme la clé de voûte de l'édifice social. C'est vrai; le mariage est honorable entre tous, il est même moralement nécessaire. J'en parlerai dans un autre ouvrage. Mais je voudrais bien que cette pensée, que j'exprime maintenant, fût gravée en lettre de bronze dans ton esprit : comme moyen de moralisation, le mariage n'atteint pas aujourd'hui, dans bien des cas, le but pour lequel il est institué. Je laisse à ton expérience, à ta perspicacité le soin de me dire si je commets une erreur.

Mais, à m'entendre ainsi parler, tu pourrais me croire le

fauteur ou la victime d'un paradoxe. Non, mon ami, je n'ai jamais été blessé par les épines de la vie au point d'abjurer encore les tendresses du cœur. Mais j'ai dit ce que je pense et j'ai traduit ce que je vois.

Il est maintenant facile de conclure de ces réflexions combien la prostitution est un fait d'une impérieuse nécessité. Si dans tel monde, dont il faut reconnaître certaines qualités, les femmes ne se prostituent pas, si elles sauvegardent leur honneur par la pratique des plus admirables vertus, il faut bien songer aussi que ni la faim, ni le froid, ni les mauvais exemples, ni la misère, sous quelque forme qu'elle se présente, ne les ont entraînées à se détourner de leurs devoirs. Telle fille du peuple, séduite et lâchement délaissée, trompée par celui qui lui promettait une union qu'elle avait tant rêvée, désormais avilie, repoussée, maudite par les siens au déshonneur desquels rien ne saurait être ajouté, mourante de honte et d'opprobre, ne pouvant, en un mot, trouver du pain que dans les bras de la prostitution!...... Cette fille, enfin, en qui tout sentiment ne serait pas encore éteint, n'aurait-elle pas le droit de dire en face et sans rougir à une femme honnête, mais *riche :* « Il vous sied bien, madame, à vous, qui avez toujours vécu dans l'opulence, de parler de mérites qu'elle a constamment abrités ! Et qui me dit à moi que, si vous étiez née pauvre, manquant de tout, sans appui, sans secours, sans soutien, sans l'œil vigilant d'une mère, vous n'auriez pas fait ce que j'ai fait? La vertu vous a été facile, parce que vous n'avez jamais eu besoin de rien. Mais lorsque l'aiguillon de la misère m'a poussée jusqu'au délire fiévreux de l'inanition, dites, dites bien si, plus que moi, vous eussiez eu le triste courage de vous laisser mourir de faim? Respectez au moins le malheur. Peut-être, dans votre boudoir

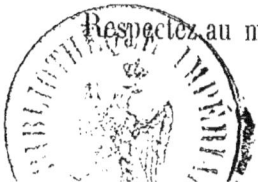

parfumé, avez-vous lu ces vers du poëte, entendu ce cri de réhabilitation :

« Ah! n'insultez jamais une femme qui tombe!
« Qui sait sous quel fardeau la pauvre âme succombe? »

Tendez donc votre blanche main à une pauvre Samaritaine, car vous devez être bonne. Mais si vous me la refusiez, je vous écraserais par un argument irrésistible, par une parole qui vaut plus que la mienne et même plus que la vôtre, madame, puisqu'elle vient de Dieu : *Si vous êtes sans péché, jetez-moi la première pierre?* »

Ainsi parlerait telle ou telle fille. Malheureusement, mon ami, les exceptions sont rares. L'atmosphère immorale que nous respirons nous presse tellement que nous en sommes comme imprégnés. J'en pourrais citer mille exemples; je ne parlerai que de deux :

Je vis un soir, dans le monde, une belle et grande demoiselle, hardiment découpée, tournure élégante et superbe, cheveux au vent, pareille à une des Heures qui accompagnent le *Char de l'Aurore* dans la fresque du Guide, d'une éducation aussi accomplie que sa personne. Elle avait tout pour elle : beauté, fortune, jeunesse, amour...... Eh bien! je ne sais quel démon l'entraîna, malgré les conseils d'une mère qui, elle aussi, prit tant de peine à l'endormir toute petite en son berceau; mais ce que je n'ignore pas, c'est que ce corps, idole de tant de cœurs, je le retrouvai un jour sur une table de pierre à l'amphithéâtre de Clamart.

J'ai connu aussi la très-honnête mère d'une famille qui se composait de cinq enfants. Quatre lui furent promptement enlevés par la mort. Elle était cruellement affectée, vivait sans vivre. Comme la Pologne actuelle, cette Niobé des nations, elle pleurait sur ses fils, et, ainsi que Rachel, ne voulait pas de consolation parce qu'ils n'étaient plus. Il lui restait une fille, âgée de quinze ans, un ange de candeur, son dernier, son suprême appui. Sa vie était si pure qu'elle était écrite dans un regard, jusque dans un sourire. Eh! bien, encore, le génie du mal, revêtu de mille formes, la changea tellement qu'un jour, à l'occasion d'un service commandé, je la retrouvai dans une maison qui n'était pas la sienne. Elle resta insensible au remords, cri d'une conscience qui se réveille trop tard. Je ne pus que la plaindre et ne parvins jamais à vaincre cette force d'inertie qu'elle opposait incessamment à l'excellence des principes qu'elle avait reçus. »

Je ne veux ni ne puis multiplier les faits que me présente le frottement du monde, et je te sais trop expérimenté pour que j'aie besoin d'en produire d'autres à ton appréciation.

Du reste, ceci n'est pas nouveau. Un très-rapide coup-d'œil à travers le vaste champ de l'histoire, au point de vue philosophique. Je te l'avais promis.

Le monde grec, dont nous, Gaulois, n'avons pas hérité directement, était tellement perverti à la venue du christianisme que la noirceur des temps se confondait avec les éclairs d'une civilisation poussée jusqu'à la corruption. Athènes et Corinthe étaient les modèles du genre. Elles représentent, à leur façon, le clair-obscur des toiles de Rembrandt. Cependant j'ai remarqué combien l'idée d'une vie à venir, mythologique, c'est vrai, retenait les écarts d'une imagination qui, toutefois, s'égayait par les exemples séduisants fournis par les dieux. De là, pas une influence bien décisive sur la moralité de la vie présente.

Chez les Grecs, l'éducation est une introduction à la morale sociale et à la vie politique; elle fait de l'enfant un homme et de l'homme un citoyen; elle cherche à assurer la santé de l'âme par celle du corps, au moyen d'une gymnastique bien entendue. En outre, le sentiment de la liberté individuelle est toujours très-vif et très-respecté, de sorte que l'esclavage ne s'y montre aussi dur ni aussi général qu'à Rome. C'est que la Grèce fut, comme le dit Hippocrate, le pays des grandes âmes; elle a donné la mesure de la puissance du génie humain livré à ses propres forces. Peut-on trouver un poète plus sublime qu'Homère, un philosophe plus pénétrant que Platon, un métaphysicien plus hardi qu'Aristote, un plus grand médecin qu'Hippocrate, un historien plus habile que Thucydide, plus purement attique que Xénophon, un orateur plus incisif que Démosthènes? Mais la littérature morale présente des côtés d'une faiblesse extraordinaire, d'immenses lacunes que le christianisme a pu combler, en abaissant l'orgueil de l'homme, sans pour cela toucher à sa dignité.

Comme ses monuments, le théâtre chez un peuple le traduit à merveille. Pour te montrer jusqu'à quel point la licence atteignait le plus révoltant des cynismes et la plus profonde immoralité, relis les comédies non expurgées d'Aristophane, notamment *les Nuées* et *les Grenouilles*, et tu verras combien les Aspasie et les Chloé, les Phryné et les Laïs avaient beau jeu devant ce peuple Athénien, si spirituel, mais frivole et mobile comme les flots du Pirée.

Cependant ces *hétaires* célèbres, ces amies des Alcibiades de l'époque étaient des prostituées d'une classe supérieure que la police grecque surveillait au même titre que celle de bas-étage. Si elles ont joui d'une immense renommée et d'une sorte de considération, elles le devaient à la merveilleuse beauté qu'elles avaient reçue des dieux et aux irrésistibles séductions de leur esprit. Il ne faudrait pas juger de la position sociale des prostituées grecques d'après ces exceptions brillantes. Elles étaient généralement esclaves, et les femmes libres qui vivaient de la prostitution subissaient une déchéance qui les ravalaient au rang des esclaves elles-mêmes. C'est ce qui résulte de la lecture de Lysias et de Rosembaum (1).

La république romaine, lorsqu'elle touchait à sa fin, n'avait plus cette mâle vigueur qui fit sa gloire aux premiers âges. Que les temps étaient loin de Clélie et de Scévola! Et cependant quel étonnement n'éprouve-t-on pas en voyant une grande nation, qui a tracé dans l'humanité le sillon le plus vaste, se livrer à de pareilles aberrations, à d'aussi incroyables turpitudes! Montesquieu a très-bien démontré pourquoi elle monta et par quels degrés elle descendit par l'éparpillement de ses forces physiques et morales. Peut-on trouver, en effet, une autre Cornélie, un autre Cinccinatus, un autre Coriolan, un autre Scipion, un poète plus agréable et plus pur que Virgile, plus grâcieux qu'Ovide, plus tendre que Tibulle, un orateur plus parfait que Cicéron, un capitaine plus vaillant que César, un philosophe plus sage et plus profond que Sénèque, un historien plus consciencieux que Tacite? Mais précisément encore ici la littérature morale présente des nuances d'une teinte la plus sombre. Horace, Catulle, Properce, Suétone, Térence, mais surtout Juvénal, Plaute et Martial sont là pour nous prouver combien les mœurs publiques étaient aussi obscènes que les habitudes privées. Les fêtes, que les Romains célébraient en l'honneur des

(1) *Jeannel; Mémoire sur la Prostitution publique.*

dieux, dévoilaient solennellement leur dépravation et leur lu-
bricité. Vénus avait un temple à Rome et Priape, à Pompéia.
Tite-Live entre à cet égard dans les détails caractéristiques des
Bacchanales que je n'ose rappeler ici.

Et cependant la vertu était toujours honorée; les chastes
Vestales entretenaient toujours le feu sacré. Chose remarqua-
ble et contradictoire ! Tibère lança, de Caprées, un édit favo-
rable à la pureté des mœurs. Cicéron annonçait déjà les consé-
quences de leur dissolution et proclamait la nécessité de se
soustraire aux séductions de la volupté. Caton, suspendant par
sa présence la célébration des Jeux-Floraux, apparaît comme
une emblême de la conscience humaine protestant contre le dé-
sordre et le mal.

Et lorsque les orgies impériales eurent dépassé les infamies
de Rome républicaine par des prodiges de luxure et de dépra-
dation, cette même conscience indignée faisait entendre de su-
blimes protestations :

$$\dots\dots\dots\dots \textit{Sævior armis}$$
$$\textit{Luxuria incubuit, victumque ulciseitur orbem.}$$

« Plus terrible que la guerre, la luxure nous domine, elle
« venge l'Univers vaincu, » disait Juvénal.

Que penser, en effet, des choses qui se passaient au cirque,
aux bains, aux théâtres et même dans les palais, lorsqu'on vo-
yait passer une femme qui s'appelait Messaline à la cour, et
Lycisca ailleur !

Heureusement, l'influence salutaire du christianisme arrêta
cette conflagration universelle et montra combien d'États pé-
rissent. Plus parcequ'on viole les mœurs que parce qu'on viole
les lois. Partout où il y a des mœurs, il y a du bonheur, et ce

n'est ni la sportule ni la loi agraire qui éteindront le paupé-
risme du corps et de l'âme, si des considérations d'un ordre
plus élevé ne viennent s'établir au sein de la conscience humaine.

J'ai tâché, mon ami, d'établir successivement par deux grands
exemples historiques la fatale nécessité de la prostitution. Elle
a toujours existé, et dans tous les pays. Comme indispensable,
elle fut, en France, réglementée dès saint Louis, et, en Eu-
rope, tour à tour permise, favorisée, proscrite ou tolérée; elle
subsiste au milieu des progrès croissants des lumières et de la
civilisation, malgré la sévérité des religions et la perfection
constante des lois de police.

Toutefois, ils ne sont plus ces temps où Phryné se chargeait
de réédifier, à ses frais, la ville de Thèbes, à condition qu'au-
dessus de la porte principale ou graverait cette inscription :
« *Alexandre l'a détruite, l'hétaire Phryné l'a reconstruite.* »
Et ces autres, plus modernes, où l'on vit les prostituées s'établir, en dépit de tout le respect que l'on doit à la religion,
jusque dans la flèche de la cathédrale de Strasbourg et dans
les dépendances de plusieurs églises, en 1485. — Aujourd'hui,
Dieu merci, la morale ne veut pas que les actrices dansent
nues devant des dames de bonne compagnie et devant les sé-
nateurs, comme dans l'ancienne Rome.

Quoiqu'il en soit, le mal est grand, irrémédiable; mais il
s'est adjoint une complication d'une autre gravité; je veux
parler de la syphilis.

« Syphilis! A ce nom, que saisi de scrupule,
» Un vulgaire lecteur s'épouvante et recule;
› Qu'il imprime à mon œuvre un pudibond mépris;
» Qu'importe! je m'adresse à ces graves esprits

» Dont l'œil philosophique embrasse pour domaine
» Tout ce qui touche au sort de la nature humaine. »

BARTHÉLEMY.

Oui, mon ami, cette maladie existe dans la ville que j'habite, et plus sérieusement qu'on ne le croit. Je parle en toute franchise, sans subir ni influence ni pression : ce n'est pas dans mes habitudes. Je ne tâtonne pas en aveugle; je connais ces mœurs et ces affections morbides. Il n'y a qu'un moyen pour éteindre, non pas complètement, mais partiellement et sûrement le fléau. Je l'ai proposé. Laissons parler Parent-Duchâtelet, expert en ces matières : « L'administration, dit-il, » (De la Prostitution dans la ville de Paris, t. 1, p. 612), » doit aller au devant des dangers qu'affrontent les impru- » dents; en négligent cette partie de ses devoirs, elle serait » plus coupable que si elle laissait vaguer librement les ser- » pents venimeux et les chiens enragés. » Tu vois que je m'appuie sur une autorité qui a quelque valeur? Du reste, je n'ai jamais été d'avis que la profondeur d'une ornière soit une raison pour empêcher qu'on la comble; au contraire, plus elle est profonde, plus il me paraît utile de la faire disparaître, afin qu'on n'y verse plus. L'esprit de conservation quand même, qui s'aigrit ou qui s'intimide, perd à coup sûr ce qu'il veut sauver. Dans une circonstance mémorable, où il avait exposé ses motifs, Alaric, fier de son droit et de sa raison, répondit : « Délibérez. » C'est que vois-tu, mon bon ami, il est des choses sur lesquelles les hommes peuvent transiger; mais il en est d'autres sur lesquelles il ne leur serviraient à rien de transiger; ce sont celles qui ne transigent pas.

Que les moralistes à l'œil sec, peu soucieux d'aller au fond

des choses, d'examiner une question sous toutes ses faces et dans tous ses détails, méditent le passage suivant, emprunté encore à Parent-Duchâtelet : « On a dit, et on répète encore
» que la crainte des maux communiqués par les courtisanes
» est un frein puissant pour retenir dans le devoir la jeunesse
» impétueuse; que si cette jeunesse vient à savoir qu'elle ne
» court plus de risque pour sa santé, en fréquentant les mai-
» sons de prostitution, elle s'y précipitera sans réserve; qu'il
» est bon, dans l'intérêt des mœurs, de laisser subsister l'or-
» dre de choses actuel; et, qu'en définitive, il faut abandonner
» à elles-mêmes ces misérables qui ne doivent qu'à leur incon-
» duite les maux qui les accablent; qu'elles sont indignes de
» commisération ; que l'argent qu'on dépenserait pour elles
» serait mal employé, et qu'il est heureux, pour l'exemple gé-
» néral, de voir la punition du vice exercée par le vice lui-
» même. Je conçois ce langage dans la bouche de ceux qui
» n'ont pas franchi les limites d'un cloître, ou qui, livrés dès
» leur enfance aux pieux exercices d'une vie religieuse, ont
» été assez heureux pour ignorer le monde et croire qu'il est
» possible aux gouvernements de changer les inclinations des
» hommes et de les diriger à volonté dans la voie du vice ou
» dans le chemin de la vertu; mais, dans les circonstances
» tout à fait contraires, je ne peux attribuer qu'à l'hypocrisie
» la défense d'une opinion semblable; je ne puis la concevoir. »

Et maintenant, mon cher Henri, je termine ce second et dernier travail sur un sujet que je ne reprendrai plus, sous quelque prétexte que ce soit. Je pense qu'il te fera plaisir de le lire, puisqu'il est composé par un ami qui conserve de toi les meilleurs et les plus charmants souvenirs.

Mai 1863.

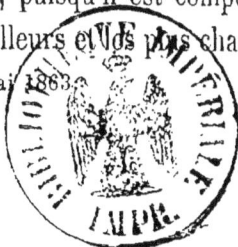

Agen, imprimerie de J. Pasquier, rue Saint-Antoine,
au coin de la rue Caillou.

www.ingramcontent.com/pod-product-compliance
Lightning Source LLC
Chambersburg PA
CBHW060508200326
41520CB00017B/4951